Mirela Ilikj

GMP/GACP - novos padrões para a garantia de qualidade da canábis

Mirela Ilikj

GMP/GACP - novos padrões para a garantia de qualidade da canábis

ScienciaScripts

Imprint

Any brand names and product names mentioned in this book are subject to trademark, brand or patent protection and are trademarks or registered trademarks of their respective holders. The use of brand names, product names, common names, trade names, product descriptions etc. even without a particular marking in this work is in no way to be construed to mean that such names may be regarded as unrestricted in respect of trademark and brand protection legislation and could thus be used by anyone.

Cover image: www.ingimage.com

Este livro é uma tradução do original publicado sob ISBN 978-620-3-30778-8.

Publisher:
Sciencia Scripts
is a trademark of
International Book Market Service Ltd., member of OmniScriptum Publishing Group
17 Meldrum Street, Beau Bassin 71504, Mauritius
Printed at: see last page
ISBN: 978-620-3-32982-7

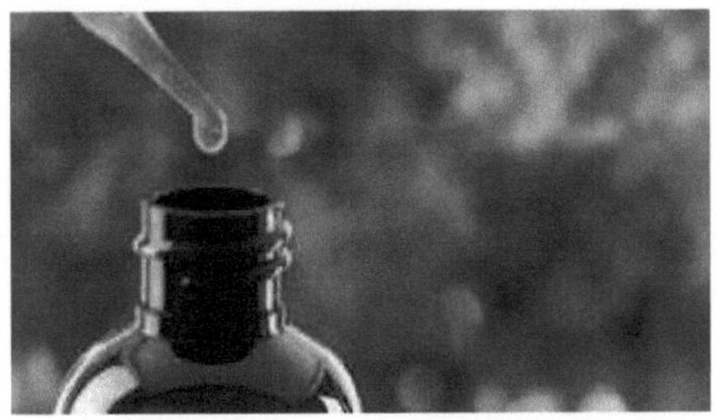

GMP/GACP - novas normas para a garantia de qualidade da canábis

*mail do autor correspondente:
mirelai@nyskholdings.com

ÍNDICE

Abstrato

Em 2015, na República da Macedónia do Norte, foi adoptada uma nova lei sobre narcóticos, onde as alterações incluem o cultivo legal de cannabis para uso medicinal, bem como a produção legal de extractos de cannabis para uso medicinal. A fim de obter alta qualidade de canábis e produtos de canábis para uso medicinal e de cumprir alguns padrões de qualidade que garantam a consistência, rastreabilidade e qualidade contínua do produto, é necessário implementar Sistemas de Qualidade. O sistema de boa qualidade é o sistema padrão ISO, mas para a cannabis para uso medicinal, as normas GACP, GMP e GLC são utilizadas com mais frequência. A produção de canábis para uso medicinal consiste em: processo de cultivo onde as normas GACP são aplicáveis, processamento primário onde as normas GMP são as mais importantes e controlo de qualidade do produto final regulado com normas GLP.

Nesta revisão, foi feita uma explicação destas normas, bem como uma visão geral dos modos da sua implementação.

Palavras-chave: GxP, GMP, GACP, BPL

Introdução

As normas presentes na produção padronizada com o objectivo de obter produtos de canábis de boa qualidade através de um sistema permanente, unificado e estável são:

1. Boas Práticas (GxP) ("x" pode ser substituído por agricultura, revisão, documentação, fabrico, clínica, distribuição, laboratório, armazenamento, etc.) são procedimentos e metodologias de trabalho recomendados que são aplicados para obter substância activa, medicamento ou dispositivo médico eficaz, preciso, fiável, consistente e puro, que deve cumprir continuamente os critérios de qualidade definidos e implementados de forma rigorosa e controlada, incluindo investigação e desenvolvimento, processos de produção, controlo de qualidade, armazenamento e distribuição. Os principais aspectos do GxP são: qualidade, integridade, rastreabilidade e responsabilidade. A documentação é uma ferramenta crítica a ser utilizada como parte da implementação da conformidade do GxP (OMS, 2003).

2. As Boas Práticas de Fabrico (BPF) são procedimentos e práticas de fabrico e administrativas que asseguram que os medicamentos satisfazem as normas de produção/requisitos de autorização de comercialização, especificações de produto e expectativas dos clientes, a fim de assegurar um produto final seguro e eficiente. Existem dez princípios básicos das BPF: concepção adequada, construção e manutenção das instalações, utilidades e equipamento, validação do equipamento, processos de produção, limpeza, métodos de teste e sistema de software, preparação de Procedimentos Operativos Normalizados (PON) e o seu controlo, documentação precisa, formação dos funcionários, protecção e prevenção da contaminação, saúde/higiene dos funcionários, qualidade constante em todo o ciclo de vida do produto e auditorias/inspecções (OMS, 1996).

3. As boas práticas de laboratório (BPL) são normas internacionais relevantes para laboratórios de investigação, desenvolvimento e controlo de qualidade (CQ) destinadas a apoiar o desenvolvimento da qualidade e dados de ensaio validados utilizados para certificar a segurança e compatibilidade da especificação do produto. As BPL incluem: requisitos gerais, requisitos para instalações, requisitos de equipamento e SOPs. Os testes analíticos na área da canábis médica são uma parte crítica do controlo de qualidade e do desenvolvimento rápido no terreno. Os laboratórios de testes de canábis seguem os sistemas de qualidade especificados na norma ISO 17025, que visa proporcionar condições para que o laboratório seja responsável pelas suas actividades (testes, calibração e amostragem) utilizando métodos padrão, métodos não normalizados e métodos internos (OMS, 1998).

4. Boas Práticas Agrícolas e Práticas de Recolha de Plantas Medicinais (GACP) - no contexto geral da garantia de qualidade, os GACP para plantas medicinais destinam-se principalmente a fornecer orientação técnica geral para a obtenção de materiais de plantas medicinais de qualidade para a produção sustentável de produtos à base de plantas medicinais classificados como medicamentos. O cultivo, recolha e colheita de plantas medicinais, bem como o processamento de materiais de plantas medicinais após a colheita, devem ser efectuados de acordo com os requisitos legais e ambientais do país em que as actividades são realizadas (OMS, 1996).

A implementação de normas de qualidade GACP, GMP e GLP na extracção de ervas é um processo farmacêutico simples e familiar, mas a implementação de normas de qualidade GACP, GMP e GLP no processo de cultivo de canábis é um desafio.

É por isso que o objectivo deste documento é fazer uma visão geral da implementação de GACP e GMP no cultivo de cannabis medicinal e na produção de produto final de cannabis da mais alta qualidade.

Normas GMP / GACP na indústria da canábis

O ponto básico da norma GMP é que a qualidade deve ser incorporada no produto do princípio ao fim. Este facto abrange uma vasta gama de actividades e abrange a produção a todos os níveis. O seu objectivo é assegurar que os produtos fabricados cumpram consistentemente os requisitos regulamentares de segurança, identidade, potência, qualidade, pureza, etc., minimizando assim o risco para os utilizadores finais. GMP é uma parte integrante e essencial do sistema de gestão da qualidade (QMS) da organização. A sua implementação bem sucedida assegura a eficácia, exactidão e consistência do produto final. Embora as BPF incluam testes finais de produtos em laboratórios de controlo de qualidade certificados, elas não são suficientes. As BPF destinam-se a ser implementadas durante toda a vida útil do processo, desde as fontes de matérias-primas até às auditorias externas sobre as qualificações dos fornecedores, até à obtenção de um produto final com um prazo de validade aprovado.

A implementação de GMP na indústria da canábis é relevante para:

- Processamento

- Materiais

- Métodos

- Objectos

- Máquinas

- Pessoal

- Controlos

- Produção

- Embalagem

- Armazenamento

- Documentação

- Transportes

A implementação de GMP na indústria da cannabis ainda não foi totalmente formulada porque a cannabis ainda é considerada ilegal na maioria, por exemplo, dos estados dos EUA. Por outro lado, em muitos países europeus (assim como na Austrália e Canadá), as directrizes GMP para a indústria de canábis foram de facto escritas, prosseguidas e implementadas.

Sobretudo, ainda existem questões legais e culturais, mesmo na sociedade actual, pelo que a indústria global de canábis é geralmente desregulamentada. Além disso, territórios não regulamentados onde as BPF/GACP não são claramente definidas e implementadas pelas agências reguladoras governamentais relevantes sofrem de um risco acrescido de produtos inseguros e ineficientes chegarem ao mercado. Mas esta situação está a mudar rapidamente e ninguém quer regredir.

Com base em anos de experiência nas indústrias médica, farmacêutica e global de canábis e numa abordagem baseada no risco, foi hoje desenvolvido um sistema padronizado de gestão de qualidade GMP que pode ser implementado a nível global e que cumprirá os requisitos regulamentares actuais e futuros da GMP durante relativamente pouco tempo. Para além de estabelecer um sistema de qualidade, o foco está na formação de pessoal e no desenvolvimento de competências, bem como na implementação de BPF ao longo de toda a produção e vida útil do produto. Isto resulta num aumento da qualidade do produto e no controlo do processo. A implementação bem sucedida das BPF aumenta a qualidade do produto e o controlo do processo, bem como os rendimentos, minimiza o desperdício e os defeitos do produto, e melhora os resultados financeiros.

Um resumo do estatuto regulamentar nos países desenvolvidos revela que muitos tomaram medidas para padronizar a produção e uso de cannabis na medicina. No Canadá, a agência do canábis é regulada pelo Ministério da Saúde do Canadá; na Alemanha, o Gabinete Federal de Drogas e Dispositivos Médicos; nos Países Baixos, o Gabinete do Canábis Médico; na Austrália, a Administração de Produtos Terapêuticos (TGA); em Israel, o Ministério da Saúde de Israel (IMOH); na Macedónia do Norte, o Ministério da Saúde com a Agência de Medicamentos e Dispositivos Médicos; etc.

Nesses países, os agrónomos estão autorizados a cultivar e fornecer cannabis com base nas suas certificações GAP e GMP. Os médicos estão autorizados a prescrever produtos de canábis para uma vasta gama de condições médicas e os farmacêuticos autorizados estão autorizados a vendê-los, de acordo com as obrigações legais. As agências governamentais podem também recolher dados de pacientes e hábitos de consumidores anonimamente para análise de dados de produtos, a fim de facilitar o desenvolvimento e classificação de estirpes e produtos de canábis de acordo com as suas condições médicas pretendidas.

Uma vez estabelecidos os sistemas legislativos, as directrizes de BPF escritas, publicadas, seguidas e revistas pelos organismos reguladores relevantes, as monografias de canabinóides limpas e as formas de dosagem final desenvolvidas, a segurança, eficácia e qualidade dos produtos de canábis são garantidas.

Os anexos ao Guia PIC/S de implementação de BPF referem-se às partes I e II, ou seja, a produção de um produto final de canábis e a produção do ingrediente activo de canábis. Todos os anexos de BPF relevantes para os processos de produção de medicamentos são aplicáveis. Isto pode depender da forma de dosagem produzida ou das características específicas do processo. Os anexos das BPF que são relevantes para a produção de todos os produtos médicos não esterilizados de canábis são:

- Anexo 7 - Produção de ervas medicinais

- Anexo 8 - Amostragem de materiais antes da colocação no mercado e embalagem

- Anexo 15 - Qualificação e validação

- Anexo 19 - Cópias de referência

- Anexo 9 - Produção de líquidos, cremes e unguentos: apenas relevante para produtos medicinais de canábis nestas formas de dosagem

- Anexo 11 - Sistemas informatizados: apenas relevante para processos de fabrico que utilizam sistemas informatizados

- Anexo 13 - Produção de medicamentos de teste: importante para os medicamentos

Existem dois mercados para produtos de canábis, recreativos ou medicinais. O mercado recreativo oferece aos consumidores interessados em consumir canábis e seus derivados, relaxamento e prazer. O mercado médico, por outro lado, visa tratar uma variedade de doenças que vão desde a dor crónica, ansiedade, insónia, etc. até ao alívio dos efeitos secundários da quimioterapia em doentes com cancro, tratamento da epilepsia, esclerose múltipla e VIH.

A aplicação da cannabis em objectivos medicinais significa que o seu cultivo deve obedecer a normas de qualidade rigorosas, tais como BPF (Boas Práticas de Fabrico) e GACP (Boas Práticas Agrícolas e Colectivas). Estes representam os requisitos mínimos para os cultivadores de modo a criar produtos de alta qualidade e consistentes que mais tarde adoptarão a autoridade dos organismos responsáveis pelo licenciamento da produção e venda de produtos farmacêuticos. Os requisitos GMP referem-se ao processamento do produto, limpeza do equipamento utilizado para a produção, embalagem, garantia de qualidade, etc., enquanto que os requisitos GACP acrescentam especificamente directrizes para as práticas de cultivo. Para o utilizador final do produto, garantem que este é fabricado num ambiente seguro, que o produto é sempre consistente, independentemente do lote de produção, e que é essencialmente seguro para o consumo.

A cannabis é considerada uma droga e, portanto, deve cumprir os mesmos regulamentos que regem a indústria farmacêutica, e a certificação GMP / GACP é uma delas. Se não for implementada, pode ser uma razão para uma venda perdida, ou seja, é uma forma de diferenciar a oferta de um produto produzido de acordo com as normas GMP / GACP e de colocar no mercado como superior aos produtos de cannabis não produzidos segundo as normas GMP / GACP.

Estratégia e abordagem na aplicação das normas GACP/GMP no cultivo e produção de cannabis para uso médico

A qualidade contínua das plantas medicinais/substâncias medicinais da cannabis poderia ser assegurada através do estabelecimento do GACP. A produção, processamento, embalagem e armazenamento de substâncias farmacêuticas activas (APIs), bem como de plantas medicinais/ substâncias derivadas de plantas medicinais depende de normas GMP. A qualidade das preparações herbais depende da produção e tratamento primário de plantas medicinais/substâncias medicinais como IFA. Como resultado da complexidade das ervas medicinais/substâncias medicinais naturais e das técnicas analíticas limitadas para determinar os ingredientes por métodos químicos e biológicos, a repetição da qualidade dos materiais iniciais de origem vegetal depende do sistema de garantia de qualidade adequado para a recolha e/ou cultivo, colheita e processamento primário.

A segurança e a qualidade das matérias-primas medicinais e dos produtos acabados dependem de factores que podem ser classificados como: essenciais (genéticos) ou externos (ambiente ecológico e impacto, condições climáticas, solo, irrigação e drenagem, manutenção e protecção das ervas, métodos de recolha, cultivo, colheita, transporte e armazenamento).

O GACP fornece normas adicionais para a produção e processamento de plantas medicinais/substâncias de canábis com um enfoque principal na identificação das etapas críticas de produção que são necessárias para assegurar a qualidade e segurança necessárias para o consumo.

O cultivo de canábis para uso medicinal poderia ser efectuado em condições externas - ao ar livre ou em estufas ou em condições internas - à porta. Quando o cultivo e colheita de canábis é realizado em condições externas - ao ar livre ou em estufas, os materiais vegetais medicinais derivados do mesmo tipo de canábis podem apresentar diferenças significativas na qualidade, ou seja, na aparência física e variações na composição, dependendo das condições ambientais externas, incluindo variáveis ecológicas e geográficas. Pelo contrário, as vantagens da produção em porta (Fig. 1) sobre a produção em condições externas são muitas: influência insignificante de todos os factores naturais sobre a qualidade e o rendimento quantitativo, controlo máximo e automático (24/7) em todas as condições nas instalações, tais como: luz UV, ventilação adequada, temperatura e humidade, rega controlada e nutrição vegetal, bem como valores de pH controlados do substrato (Fig. 2), protecção máxima e controlo de pragas (insectos, roedores, animais e aves) e protecção máxima contra poeira, alergénios e outras partículas (Ministério da Saúde, Trabalho e Bem-Estar Ed. Yakuji Nippo, 1992-2001).

Garantia de qualidade

Os contratos escritos feitos entre produtores e compradores de plantas medicinais/ substâncias derivadas de canábis com qualidade apropriada - conteúdo especificado de princípio activo, propriedades macroscópicas e olfactivas, valores-limite de contaminação microbiana, resíduos químicos e metais pesados, etc., devem cumprir especificações regionais e/ou nacionais reconhecidas (EMA, 2006).

O cumprimento das medidas de garantia de qualidade deve ser verificado através de visitas de auditoria regulares às instalações de recolha e processamento por representantes peritos dos fabricantes e compradores e através de inspecção por autoridades reguladoras nacionais e/ou locais.

Responsabilidades do gestor

Todos os gestores devem compreender plenamente as suas responsabilidades para assegurar um ambiente de trabalho seguro e saudável e possuir as qualificações adequadas para satisfazer os requisitos que lhes são atribuídos. Devem fornecer um sistema documentado para fornecer provas de procedimentos realizados de acordo com a legislação e regulamentos regionais e/ou nacionais, ter um plano e programa para assegurar a continuidade do negócio e a protecção ambiental, assegurar o sistema de gestão de riscos, possuir um esquema organizacional que identifique todos os níveis, posições de trabalho e responsabilidades.

Instalações e instalações

As instalações e locais para o cultivo e processamento primário de canábis devem ter uma autorização válida de acordo com a legislação nacional. Os balneários, sanitários e dispositivos de lavagem das mãos devem ser limpos, bem equipados e facilmente acessíveis aos empregados, mas também suficientemente afastados das instalações de produção (para excluir a contaminação do produto). Os edifícios utilizados para processar as ervas medicinais/canabis recolhidas devem ser limpos, bem ventilados, com fundações sólidas e nunca utilizados para o armazenamento do gado. Devem ser adequadamente protegidos contra aves, insectos, roedores e animais domésticos. Medidas adequadas de controlo de pragas, tais como iscos e dispositivos eléctricos de destruição de insectos, devem ser levadas a cabo em todos os armazéns e locais de processamento e manuseadas e mantidas por pessoal treinado ou por partes contratantes. O sistema de distribuição de água deve partir de instalações de armazenamento adequadas, feitas de materiais de alta qualidade e com protecção química e/ou térmica adequada contra a contaminação.

Iluminação natural ou artificial apropriada deve ser instalada em todo o edifício. Quando apropriado, a iluminação não deve mudar de cor e a intensidade não deve ser inferior a 540 lux em todos os locais de inspecção, 220 lux no escritório e 110 lux nas outras áreas. O espectador deve ser de alta qualidade, para que os rendimentos e os perfis canabinoides sejam consistentes e para que a sua potência luminosa não se deteriore rápida e dramaticamente, influenciando os rendimentos. A distribuição do comprimento de onda deve permanecer sem alterações significativas ao longo de toda a vida útil das lâmpadas, de modo a proporcionar rendimentos consistentes. As luzes LED são frequentemente colocadas realmente perto das flores como uma excelente estratégia para minimizar a perda de fótons preciosos. As lâmpadas colocadas nas instalações de processamento devem ser feitas de materiais não tóxicos, antibacterianos, colocados em armações metálicas, que devem ser inseridas nos painéis do tecto, alcançando assim o mesmo nível com o tecto que resulta numa superfície plana, fácil de manter e limpa.

O espaço para o cultivo/produção de canábis medicinal deve ser dividido em vários locais inteiros, logicamente, horizontalmente, ligados pelos processos (fases): Local separado (quarto de bebé) para clones (variedades) - os clones são obtidos seleccionando e cortando o topo da planta de Cannabis (*Flos de Cannabis*) na fase Mãe e cada clone plantado num cubo separado;Local separado para a fase Vegetação (Fig. 3); Local separado para a fase Floração; Local separado para a fase Mãe e Local separado para a fase Quarentena. Recomenda-se que as plantas medicinais de cannabis/substâncias de cannabis sejam armazenadas em embalagens apropriadas e em salas fáceis de limpar, em paletes, com distância suficiente das paredes e bem separadas de outras substâncias herbais para evitar a contaminação cruzada (Johannes e Renato, 2019).

O edifício deve ser projectado para o efeito:

- proporcionar um espaço de trabalho e de armazenamento adequado para permitir um desempenho satisfatório de todas as operações;

- para permitir um funcionamento eficiente e higiénico com fluxo regulado durante o processamento, desde a chegada de matérias-primas vegetais medicinais às instalações até ao envio de materiais vegetais medicinais processados;

- permitir um controlo adequado da temperatura e humidade;

- permitir o isolamento das salas para processos que possam causar contaminação cruzada, especialmente para o isolamento de áreas sujas (secagem e trituração) de áreas limpas;

- permitir o controlo do acesso a diferentes partes, quando apropriado;

- permitir uma limpeza fácil e adequada e uma supervisão de higiene adequada;

- impedir a entrada de poluentes ambientais, tais como fumo, poeira, etc ..;

- para impedir a entrada e reprodução de pragas;

- quando apropriado, para evitar que a luz solar directa entre em certas áreas médicas para o manuseamento de material vegetal

- O espaço deve ser construído, concebido e equipado de acordo com as normas GMP aplicáveis e adaptado para a execução eficiente das operações tecnológicas farmacêuticas previstas. O espaço e a disposição das instalações é desejável para permitir a movimentação horizontal de materiais, pessoal e operações. As instalações de produção devem ser construídas em construção sólida, processadas internamente de acordo com os requisitos das BPF para assegurar uma fácil manutenção e limpeza.

Equipamento

O equipamento e as máquinas utilizadas para o cultivo e processamento de plantas devem ser feitas de materiais adequados resistentes a produtos químicos e outras substâncias indesejáveis, regularmente limpos, mantidos e calibrados, bem como facilmente acessíveis. Os dispositivos de máquinas em contacto directo com plantas medicinais/canabis recolhidas devem ser limpos e desinfectados antes e depois da sua utilização para evitar a contaminação cruzada dos restantes resíduos.

Equipamento utilizado para produzir cannabis, tais como mesas, iluminação, sistemas de irrigação, sistemas de aquecimento, recipientes para produtos recolhidos, etc ..:

- deve ser feito de materiais que possam resistir à desinfecção de vários produtos químicos (aço inoxidável)

- não deve ter partes que possam facilmente recolher pó, agentes patogénicos e outras substâncias que possam contaminar o produto

- devem ter peças móveis tais como engrenagens de transmissão, correntes móveis e ventiladores fechados ou completamente cobertos

- não deve ser feito de materiais susceptíveis de libertação de partículas

- devem ser feitos de materiais não tóxicos, resistentes à corrosão, não reactivos, não absorventes, mecânicos e resistentes a produtos químicos, se entrarem em contacto com o produto. Todas as máquinas devem ser fabricadas de acordo com as regras GMP e todas as superfícies em contacto com o produto devem ser de aço inoxidável 316L.

- idealmente deve ser equipamento de alta qualidade que não seja susceptível a defeitos (superfícies lisas, sem fendas e de fácil manutenção)

Todo o equipamento e acessórios devem ser concebidos e construídos para evitar desvios higiénicos e permitir uma limpeza e desinfecção fácil e completa. Sempre que possível, devem estar disponíveis para inspecção visual. O equipamento estacionário deve ser instalado de modo a permitir um acesso fácil e uma limpeza completa.

Os contentores para materiais inutilizáveis ou resíduos devem ser fixados contra fugas, feitos de metal ou outro material impermeável adequado, devem ser fáceis de limpar ou descartáveis e devem ser fechados com segurança.

Todos os frigoríficos devem ser equipados com medidores de temperatura ou dispositivos de gravação.

O equipamento utilizado para resíduos ou materiais de plantas medicinais inutilizáveis deve ser identificado e não deve ser utilizado para materiais de plantas medicinais utilizáveis.

Devem ser mantidos registos de manutenção para todas as máquinas. A validação e calibração dos instrumentos deve ser feita. Além disso, os planos-programas de calibração e manutenção do equipamento são feitos e armazenados em ficheiros especiais. A qualificação e validação do equipamento é efectuada de acordo com as recomendações do Anexo 15 das directrizes de BPF da UE.

Sistema HVAC

O sistema HVAC é composto por elementos individuais e, dependendo das instalações que serve, controla os seguintes parâmetros:

- Abastecimento de ar

- Temperatura e humidade

- Pressão diferencial

- Número de mudanças de ar

- Nível de recirculação de ar

- Número de partículas

A preparação do ar que entra no espaço limpo, classe D, no qual ocorre o processamento e a embalagem primária dos produtos de canábis, inclui:

- Filtração do ar antes de entrar na câmara de ar, filtro F5

- Filtração altamente eficiente, filtro F9

- Filtração do ar através de filtro HEPA absoluto H13

- Filtrar o ar extraído através do filtro F4

Para além da filtragem para assegurar a classe de limpeza D, é conseguida através de um fluxo de ar em cascata de um espaço de classe superior para um espaço de classe inferior, evitando assim que o ar sujo contamine o ar limpo. O fluxo de ar em cascata é conseguido através de sobrepressões em cascata.

As seguintes condições devem ser mantidas num espaço limpo de classe D:

- Temperatura de 18 a 25 ° C

- Humidade de 35 a 65% HR

- Diferença de pressão de 5 a 15Pa, diferença em cascata

- Número de alterações pelo menos 10

O sistema HVAC é controlado através de um sistema de controlo digital SMART. O sistema efectua o controlo e monitorização automáticos das condições.

Sistema de água purificada

A capacidade do sistema de água purificada deve ser de 500 litros / hora. O sistema é concebido e construído de acordo com os requisitos GMP, permitindo que a qualidade da água purificada produzida satisfaça os requisitos Ph.Eur.

O sistema de água purificada cumpre os requisitos de Ph.Eur. e consiste em:

1. Pré-filtração

2. Amolecimento da água

3. Filtração de carbono activado

4. Ajustar o valor de pH

5. Filtragem segura

6. Esterilização por UV

7. Electrodeionização (EDI)

8. Armazenamento

9. Sistema de osmose inversa

10. Armazenamento e distribuição de água

A água é filtrada através de um filtro 0,2 µm antes de ser armazenada no tanque.

Sistema de controlo de acesso

O pessoal da Cannabis precisa de ter um sistema integrado de controlo de acesso. O acesso às diferentes partes das plantas de produção é limitado, ou seja, o acesso só é permitido a pessoas autorizadas. O sistema é normalmente baseado em cartões e leitores de cartões.

O sistema de segurança inclui normalmente segurança física e técnica 24 horas por dia (monitorização) que impede o acesso ilegal e o abuso, dada a natureza dos materiais e processos que ocorrem.

As gravações de videovigilância são devidamente arquivadas e armazenadas.

A entrada e saída de pessoas de fora é controlada pelo SOP.

Controlo de pragas

Todo o complexo deve ter um sistema de controlo de pragas incluindo iscas de roedores controladas por uma Empresa Autorizada DDT e barreiras contra insectos rastejantes e voadores.

Pessoal e formação

Os protocolos para o cultivo e processamento de cada lote de plantas medicinais/bárbaras de canábis devem ser certificados por um agrónomo e farmacêutico educado e devem ser armazenados por um período mínimo de 10 anos. Deve ser atribuído um número de lote no rótulo do produto. O pessoal deve receber formação botânica adequada sobre plantas de canábis. Isto inclui a identificação das espécies recolhidas e espécies botânicas e/ou morfologicamente semelhantes, juntamente com a indicação se é utilizado material fresco, seco ou tradicionalmente processado, a fim de evitar qualquer risco para a saúde pública e conhecimento das técnicas de colheita, o melhor momento para a colheita, e a importância do processamento primário para a melhor qualidade garantida possível (Fig. 4). Todas as pessoas envolvidas no cultivo devem também receber formação sobre o uso adequado de herbicidas e pesticidas. Os constituintes activos e característicos devem ser especificados e os limites de conteúdo devem ser definidos. As matérias estranhas, impurezas e conteúdo microbiano devem ser definidos ou limitados (OMS, 1996).

Não deve ser permitido fumar e comer nas áreas de processamento de canábis medicinal. O pessoal incluído na produção de materiais medicinais de canábis deve abster-se de comportamentos que possam resultar na contaminação do material, por exemplo cuspir, espirrar ou tossir através de material desprotegido.

Artigos pessoais tais como jóias, relógios ou outros artigos não devem ser usados em áreas onde são manuseados materiais de plantas medicinais devido a uma ameaça à segurança ou qualidade dos materiais.

Os empregados da indústria transformadora devem ser devidamente instruídos sobre os trabalhos que realizam, bem como formados para as necessidades de GMP. O número de pessoas que interagem com o produto deve ser mantido ao mínimo, o seu desempenho deve ser revisto periodicamente e deve ser mantido um registo de toda a formação necessária.

Os visitantes das áreas de cultivo e processamento devem usar vestuário de protecção adequado e aderir a todas as disposições de higiene pessoal acima mencionadas.

Higiene

Todos os procedimentos de cultivo e processamento primário devem ser plenamente cumpridos com as directrizes regionais e/ou nacionais sobre higiene alimentar e higiene do pessoal. O pessoal deve ter um elevado nível de higiene pessoal e receber formação adequada em relação às suas responsabilidades higiénicas. O pessoal deve usar vestuário de protecção adequado. Pessoas infectadas por doenças infecciosas conhecidas que são transmitidas através dos alimentos e pessoas com feridas abertas, inflamações e infecções de pele devem ser removidas de locais onde entrariam em contacto com plantas medicinais / substâncias herbais de canábis, de acordo com a regulamentação regional e/ou nacional.

Limpeza e saneamento nas instalações de produção

Deve ser desenvolvido um programa de remediação que será acessível a todos os empregados envolvidos no manuseamento de produtos. O programa de saneamento enfatiza a frequência e metodologia da limpeza e faz parte dos SOPs (procedimentos operacionais padrão). A limpeza deve desinfectar as áreas de produção e o equipamento. Todos os resíduos de agentes de limpeza devem ser completamente removidos e devem ser mantidos registos de saneamento, que possam demonstrar claramente as práticas de cultivo sanitário.

A manutenção da higiene nas instalações de produção e em todas as instalações auxiliares é uma parte muito importante na implementação do sistema de qualidade. O termo higiene inclui todos os procedimentos e actividades que asseguram a higiene do pessoal, do equipamento, das instalações de produção e auxiliares, a fim de evitar qualquer contaminação dos produtos, mecânica, química ou microbiológica, e ao mesmo tempo assegurar a protecção dos empregados e do ambiente contra possíveis efeitos nocivos de alguns agentes libertados durante a produção.

No processo de limpeza são utilizados diferentes meios, dependendo do que é limpo, do que é limpo, das características do material, da forma como é aplicado para a limpeza.

A limpeza é feita com água quente e fria, agentes aprovados para utilização no fabrico farmacêutico, com especificações e características definidas e/ou etanol a 70% e enxaguamento com água purificada.

Os meios aprovados são listados e descritos nos procedimentos de limpeza, bem como nas instruções de limpeza de cada equipamento individual. Os meios utilizados para a desinfecção são também definidos e listados.

Documentação

Para plantas medicinais cultivadas/ substâncias de canábis, todos os processos devem ser documentados, incluindo a localização, o nome do agrónomo e farmacêutico responsável, as condições normais de cultivo, tipo de plantas medicinais/ substâncias de canábis, quantidade e data de colheita (incluindo o tempo de colheita), bem como os produtos químicos e outras substâncias utilizadas durante a produção, tais como: fertilizantes, pesticidas, herbicidas e promotores de crescimento. A localização geográfica dos locais de colheita e o período de colheita devem ser descritos com a maior precisão possível. Os controlos internos de todos os registos devem ser efectuados uma vez por ano. O número de lotes de materiais médicos da planta de cannabis deve ser inequívoco e inequivocamente ligado à sua origem. Por conseguinte, é necessária uma rotulagem adequada da entrega do lote. Devem ser feitos planos e relatórios anuais para a manutenção e calibração do equipamento utilizado no processo de produção. Os relatórios de análise do solo devem ser mantidos num local acessível. Os registos dos relatórios de auditoria interna devem ser mantidos durante pelo menos 10 anos.

Devem ser adoptados e documentados procedimentos operacionais normalizados. Todos os processos e procedimentos envolvidos na produção de materiais de plantas medicinais e as datas em que são realizados devem ser documentados. Os tipos de informação a recolher incluem:

- sementes e outros materiais de propagação

- reprodução

- um lugar de cultivo ou reunião

- rotação de culturas do sítio

- criação

- aplicação de fertilizantes, reguladores de crescimento, pesticidas e herbicidas

- Circunstâncias anormais que podem afectar a qualidade (incluindo a composição química) dos materiais vegetais medicinais (por exemplo, condições meteorológicas extremas, exposição a substâncias perigosas e outros contaminantes ou pragas)

- colheita

- processamento

- armazenamento

- aplicação de agentes desinfectantes.

Vários conjuntos de bons espécimes de herbário devem ser preparados e armazenados para confirmar a identidade da planta e a sua utilização de referência. Sempre que possível, deve ser feito um registo fotográfico (incluindo filme, vídeo ou imagens digitais) do local de cultivo ou colecção e das plantas medicinais em cultivo ou colecção.

Todos os acordos entre o fabricante ou coleccionador, a CPU e o comprador e os acordos de propriedade intelectual e de adjudicação devem ser registados.

Os números dos lotes devem identificar sem ambiguidade e claramente todos os lotes de cada área de cultivo ou de colecção. A atribuição de números de lote deve ter lugar numa fase precoce da produção. Os materiais de plantas medicinais recolhidas e cultivadas devem conter diferentes números de lote.

Sementes e material de propagação

A semente deve provir de erva medicinal precisamente identificada em termos de rendimento, espécie, variedade/cultivo/hemótipo e origem e deve ser controlada. Partes aparadas de plantas femininas de canábis que podem ser utilizadas como material de plantação para a produção de canábis, também. O material de base deve ser controlado sobre pragas e doenças, a fim de proporcionar um crescimento saudável das plantas.

Identificação de plantas medicinais de canábis

Quando aplicável, as espécies ou variedades botânicas seleccionadas para cultivo devem ser as mesmas que constam da farmacopeia nacional ou recomendadas por outros documentos nacionais autorizados do país utilizador final. Na ausência de tais documentos nacionais, deve ser considerada a escolha de espécies ou variedades botânicas constantes da farmacopeia ou de outros documentos oficiais de outros países. No caso de plantas medicinais recentemente introduzidas, a espécie ou variedade botânica seleccionada para cultivo deve ser identificada e documentada como o material de origem utilizado ou descrito na medicina tradicional do país de origem.

A identidade botânica - nome científico (género, espécie, subespécie / variedade, autor e família) - de cada planta medicinal cultivada deve ser verificada e registada. Se disponíveis, também devem ser introduzidos nomes locais e ingleses. Outras informações relevantes, tais como nome da variedade, ecótipo, quimiotipo ou fenótipo, podem também ser fornecidas.

Para variedades disponíveis comercialmente, deve ser fornecido o nome da variedade e do fornecedor. No caso de recolha, propagação e distribuição de terras numa determinada região, devem ser mantidos registos numa linha nomeada localmente, incluindo a origem da semente, planta ou material de propagação.

Cultivo

Os princípios do bom cultivo devem ser seguidos, incluindo os

- ambiente e o clima (a duração do dia e a duração da luz solar, o abastecimento de água e a temperatura);
- o solo e a fertilidade (quantidades adequadas de nutrientes, matéria orgânica e outros elementos para assegurar um crescimento e qualidade óptimos das plantas medicinais, as condições óptimas do solo, incluindo o tipo de solo, drenagem, retenção de humidade, fertilidade e pH, dependem dos tipos de ervas medicinais seleccionados de canábis);
- a aplicação de fertilizante (muitas vezes necessário para obter grandes rendimentos de plantas medicinais, mas é necessário conhecer os tipos e quantidades exactas de fertilizantes utilizados);
- irrigação (deve ser controlada e implementada em função do tipo e subespécie de cannabis para uso médico e da fase de crescimento da cannabis. A água utilizada na irrigação deve estar de acordo com as normas de qualidade regionais/nacionais e não deve estar contaminada com fezes, metais pesados, pesticidas ou substâncias toxicologicamente perigosas. As plantas devem ser vertidas nas suas raízes e cobertas durante o tempo chuvoso ou húmido);
- Manutenção e protecção das plantas (pode incluir a utilização de pesticidas e herbicidas aprovados, mas apenas de forma aprovada, de

acordo com as instruções de utilização e os requisitos regulamentares. Apenas pessoal qualificado que utilize equipamento aprovado deve implementar aplicações de pesticidas e herbicidas que necessitem de ser documentadas).

Os factores mais importantes em cada fase do processo de cultivo/produção de canábis são: Tamanho de cada divisão (10-50 ^{m2}), temperatura (18-25 °C), fertilizantes (macro e microelementos, várias vezes ao dia), protecção de plantas (larvicidas, sais de potássio de ácidos gordos, peróxido de hidrogénio, algas, fumigação), tamanho dos cubos (variável), número de cubos/m² (variável), iluminação (altura da luminária) - até 100 cm, tipo de luzes (LED ou UV), sombreamento e modo de sombreamento (12-18 horas de iluminação), indução de floração, tempo de colheita, tempo e temperatura de secagem (não mais de 60 °C, vários dias), ventilação do sistema HVAC (pelo menos 10 mudanças por hora), pH (5-6), rega (várias vezes ao dia), condições higiénicas (higiene pessoal, higiene do espaço, sistemas e ferramentas).

Colheita

Deve ser determinada a melhor altura para a colheita de plantas medicinais de canábis/substâncias medicinais. As plantas ou partes de plantas danificadas devem ser removidas. Se a colheita ocorrer em condições de humidade e aumento dos níveis de humidade que promovem a fermentação microbiana e o bolor, devem ser tomadas medidas adicionais para eliminar possíveis efeitos adversos sobre as plantas medicinais/substâncias medicinais de canábis. As plantas medicinais/artigos de canábis recolhidos devem ser transportados imediatamente em condições secas e limpas (sacos, cestos ou caixas ou outros recipientes bem fechados) a fim de evitar a degradação térmica e transportados para a instalação de processamento.

Durante a colheita, deve ter-se o cuidado de não misturar com outras espécies de plantas ou diferentes variedades de canábis e/ou misturar ervas medicinais/canábis recolhidos com ervas daninhas tóxicas. Todos os recipientes utilizados durante a colheita não devem ser contaminados por colheitas anteriores. Os recipientes devem ser armazenados em condições secas não disponíveis para as pragas. Se forem utilizados recipientes de plástico, deve ser dada especial atenção à possível retenção de humidade que pode levar ao crescimento de bolores. As plantas medicinais/cananabis colhidas não devem ser compactadas ou danificadas mecanicamente (os sacos não devem ser sobrecarregados ou armazenados em recipientes demasiado altos). Podem ser colocados em cestos limpos, sacos secos, reboques, bunkers ou outros recipientes bem fechados e transportados para um ponto de transporte central para a instalação de processamento. Quando os contentores não estiverem a ser utilizados, devem ser armazenados num local seco, numa área protegida contra insectos, roedores e outras pragas.

Todas as medidas de controlo de pragas devem ser documentadas.

As plantas medicinais devem ser colhidas na estação ou período de tempo óptimo para assegurar a produção de materiais de plantas medicinais e para completar produtos herbáceos da melhor qualidade possível. O tempo de colheita depende da parte da planta (flor) a ser utilizada. Informação detalhada sobre o momento apropriado da colheita está frequentemente disponível nas farmacopeias nacionais, normas publicadas, monografias oficiais e grandes livros de referência. No entanto, é bem conhecido que a concentração de substâncias biologicamente activas varia com a fase de crescimento e desenvolvimento das plantas. O melhor momento para a colheita (estação de qualidade / hora do dia) deve ser determinado pela qualidade e quantidade das substâncias biologicamente activas, e não pelo rendimento vegetativo total das partes alvo das plantas medicinais. Durante a colheita, deve ter-se o cuidado de não misturar substâncias estranhas, ervas daninhas ou plantas tóxicas com os materiais vegetais medicinais recolhidos.

As máquinas e dispositivos de corte devem ser mantidos limpos e ajustados para reduzir os danos e a contaminação do solo e outros materiais. Devem ser armazenados num local não poluído e seco.

Só devem ser utilizados sistemas de recolha não destrutivos do ponto de vista ambiental. Vão variar muito de espécie para espécie.

Durante a recolha, devem ser feitos esforços para remover partes da planta que não são necessárias e substâncias estranhas. Os materiais vegetais medicinais decompostos devem ser removidos.

Processamento

Após a recolha, as matérias-primas vegetais medicinais podem ser sujeitas a um pré-tratamento adequado, incluindo a remoção de materiais e contaminantes indesejados, a lavagem (para remover o excesso de solos), a triagem e o corte. Os materiais de plantas medicinais recolhidos devem ser protegidos contra insectos, roedores e outras pragas.

Se o local de recolha estiver a uma distância das instalações de processamento, poderá ser necessário secar a matéria prima de plantas medicinais antes de a transportar.

Se for necessário recolher mais do que uma parte medicinal da planta, diferentes espécies ou materiais vegetais devem ser recolhidos separadamente e transportados em recipientes separados.

Ferramentas de recolha, tais como facas, tesouras, serras e ferramentas mecânicas, devem ser mantidas limpas e em boas condições. As partes que entram em contacto directo com os materiais vegetais medicinais recolhidos devem estar isentas de excesso de óleo e outras contaminações.

Aspectos técnicos comuns de boas práticas agrícolas para plantas medicinais e boas práticas de recolha de plantas medicinais:

1. Processamento pós-colheita

2. Inspecção e triagem

Os materiais em bruto de plantas medicinais devem ser verificados e classificados antes do processamento primário. A inspecção pode incluir:

- inspecção visual para contaminação cruzada com plantas medicinais não alvo e/ou partes de plantas;

- inspecção visual para matéria estranha;

- Avaliação organoléptica, tais como: aparência, danos, tamanho, cor, odor e possivelmente sabor.

3. Processamento primário

As medidas adequadas de processamento primário dependem de materiais individuais. Estes processos devem ser realizados de acordo com normas, regulamentos e normas de qualidade nacionais e/ou regionais. Os procedimentos operacionais padrão devem ser seguidos tanto quanto possível. Se forem feitas modificações, estas devem ser justificadas por dados de teste apropriados que demonstrem que a qualidade do fármaco não foi reduzida.

As matérias-primas de plantas medicinais recolhidas devem ser descarregadas e desembaladas imediatamente após a chegada à instalação de processamento. Antes do processamento, os materiais de plantas medicinais devem ser protegidos da chuva, humidade e outras condições de deterioração. Os materiais vegetais medicinais só devem ser expostos à luz solar directa quando houver uma necessidade específica para este método de secagem.

Os materiais vegetais medicinais a serem utilizados frescos devem ser recolhidos e entregues o mais rapidamente possível nas instalações de processamento, a fim de evitar a fermentação microbiana e a degradação térmica. Os materiais podem ser armazenados em frigoríficos, frascos, caixas de areia ou utilizando medidas enzimáticas e outras medidas apropriadas de armazenamento imediatamente após a colheita/recolha e durante o trânsito para o utilizador final. A utilização de conservantes deve ser evitada. Se utilizados, devem cumprir os regulamentos nacionais e/ou regionais para os produtores/colectores e utilizadores finais.

Todos os materiais de plantas medicinais devem ser inspeccionados durante a fase de processamento primário da produção, e todos os produtos não conformes ou matérias estranhas devem ser removidos mecanicamente ou à mão. Por exemplo, os materiais de plantas medicinais secas devem ser inspeccionados, cortados ou inspeccionados para remover material descolorido, bolorento ou danificado, bem como solo, pedras, e outras matérias estranhas. Os dispositivos mecânicos, tais como peneiras, devem ser regularmente limpos e mantidos.

Todo o material vegetal medicinal processado deve ser protegido de contaminação.

Secagem

Ao preparar materiais de plantas medicinais para utilização na forma seca, o teor de humidade do material deve ser mantido tão baixo quanto possível para reduzir os danos causados pelo bolor e outros contaminantes microbiológicos. Informações sobre o teor apropriado de humidade de certos materiais de plantas medicinais podem estar disponíveis na Farmacopeia.

As plantas medicinais podem ser secas de várias maneiras: ao ar livre (sombreadas pela luz solar directa) ou em secadores / salas e secadores solares; com fogo indirecto; cozedura; liofilização; microondas; ou dispositivos infravermelhos. Sempre que possível, a temperatura e a humidade devem ser controladas para evitar danos aos produtos químicos activos. O método e a temperatura utilizados para a secagem podem afectar significativamente a qualidade dos materiais vegetais medicinais obtidos. Por exemplo, temperaturas mais baixas devem ser utilizadas para materiais de plantas medicinais contendo substâncias voláteis. As condições de secagem devem ser registadas.

No caso de secagem natural ao ar livre, os materiais vegetais medicinais devem ser espalhados em camadas finas em armações de secagem e misturados ou fiados com frequência. A fim de assegurar uma circulação de ar adequada, as armações de secagem devem ser colocadas a uma altura suficiente acima do solo. Devem ser feitos esforços para conseguir uma secagem uniforme dos materiais de plantas medicinais e para evitar a formação de bolor.

Para a secagem interior, a duração da secagem, a temperatura de secagem, a humidade e outras condições devem ser determinadas com base na parte afectada da planta (flor) e em todos os ingredientes naturais voláteis, tais como óleos essenciais. As temperaturas devem ser mantidas abaixo dos 60°C. Se forem utilizadas outras fontes de calor, deve ser evitado o contacto entre esses materiais, fumo e material vegetal medicinal.

Processamento específico

Alguns materiais de plantas medicinais requerem tratamento específico para: melhorar a pureza da parte da planta utilizada; reduzir o tempo de secagem; prevenir danos causados por bolor, outros microrganismos e insectos; desintoxicação de ingredientes tóxicos indígenas; e melhorar a eficácia terapêutica. As práticas de processamento específicas comuns incluem pré-selecção, enraizamento de rizomas, fervura em água, vaporização, imersão, marinagem, destilação, desinfecção, cozedura, fermentação natural, tratamento com cal e picagem. Os procedimentos de processamento envolvendo a formação de determinadas formas, incluindo a secagem especial, podem também afectar a qualidade dos materiais de plantas medicinais.

Os tratamentos antimicrobianos de materiais vegetais medicinais (em bruto ou processados) por vários métodos, incluindo radiação, devem ser declarados e os materiais devem ser rotulados conforme necessário. Apenas pessoal devidamente treinado que utilize equipamento aprovado deve efectuar tais aplicações e estas devem ser efectuadas de acordo com procedimentos operacionais normalizados e regulamentos nacionais e/ou regionais, tanto no país de fabrico/colector como no país do utilizador final. Os limites máximos de resíduos devem ser respeitados, conforme previsto pelas autoridades nacionais e/ou regionais.

Processo de produção

Procedimentos para a aprovação do fluxo do processo para todas as operações de produção e embalagem.

A identidade dos materiais na fase de processamento é confirmada pela assinatura do material e por um documento para emissão do armazém - nota de entrega. Os pesos dos materiais de entrada são verificados numa escala e introduzidos nas listas de produção - protocolos de produção. A pesagem é efectuada em balanças calibradas. A calibragem diária da balança e as medições das matérias-primas são processadas de acordo com as instruções definidas no registo de produção no protocolo de produção para um produto específico.

As actividades do processo de produção têm lugar de acordo com o fluxo do processo para cada produto que é dado no protocolo de produção. Contém também as etapas e formas de implementação do processo.

Os materiais são emitidos a partir do armazém apenas com um documento escrito exigido pelo departamento de produção, que é um documento controlado e aprovado pelo Director do Departamento de Garantia de Qualidade.

Uma pessoa qualificada do departamento de Garantia de Qualidade controla o processo e todos os resultados de medição.

Todas as actividades de produção são concebidas e realizadas com base num plano de qualidade de produção documentado e claramente descrito.

Cada processo de produção tem os seus próprios pontos de processo que descrevem os detalhes do processo, PONs relacionados ou usados, equipamento e instalações de produção em que o processo tem lugar. O processo tem também pontos críticos que explicam os detalhes críticos e a implementação de controlos e verificações pela pessoa responsável e de acordo com os critérios de aceitação estabelecidos pelo Departamento de Controlo de Qualidade.

Controlo do processo

O controlo do processo durante o processo é realizado de acordo com a frequência e procedimentos definidos nos protocolos de produção / registos de lotes que são específicos para cada produto. Os controlos do processo são realizados pelo departamento de produção e pelo departamento de Garantia de Qualidade, independentemente um do outro, em intervalos definidos.

O Departamento de Controlo de Qualidade é responsável por testar e libertar um lote de produto. O controlo é efectuado no processo de produção de acordo com o plano e procedimento prescritos para cada produto indicado na ficha técnica do respectivo produto.

Produtos acabados

Os produtos semi-acabados são analisados e aprovados pelo Controlo de Qualidade antes do processo de embalagem.

O produto acabado é transferido para a área QUARANTINA. Os produtos são libertados para entrega após a conclusão da análise do produto acabado e a revisão dos documentos de série e relatórios analíticos pela Garantia de Qualidade e verificação final pelo responsável pela colocação do produto no mercado. Os produtos libertados são armazenados num armazém especialmente concebido para o efeito.

A amostragem é realizada por técnicos formados, de acordo com o procedimento aprovado. Os recipientes de onde foram recolhidas amostras para análise são marcados com uma assinatura amarela "Quarentena" e uma amostra / amostra marcada na assinatura. A assinatura indica o nome do material, o número de série do fornecedor, o número do relatório analítico, a data de fabrico, a data de expiração do produto e a data de novo ensaio. As amostras são analisadas de acordo com as especificações aprovadas. Se a amostra estiver em conformidade com as especificações aprovadas, uma assinatura verde "APROVADO" é afixada ao lado da assinatura amarela, e uma etiqueta vermelha "REJEITADO" é afixada nos recipientes se não estiver em conformidade com as especificações.

Os materiais aprovados são transferidos da secção de quarentena para a secção de área aprovada, e os materiais descartados são transferidos para uma área segura para materiais rejeitados.

Validação do processo

A validação é efectuada pela equipa de validação, que como membros tem representantes de cada departamento, ou seja:

- Departamento de Controlo de Qualidade / Garantia de Qualidade

- Departamento de Produção

- Departamento de Investigação e Desenvolvimento

- Departamento de Manutenção

Para organizar a actividade do programa de validação, a equipa de validação elabora um plano director de validação (Validation Master Plan) como um guia para a implementação da validação.

O protocolo de validação do processo contém, pelo menos, as seguintes informações:

- Finalidade da validação

- Descrição do processo de produção (diagrama para o fluxo de produção)

- A principal fórmula de produção

- Lista de equipamento usado

- Detalhes dos componentes activos

- Programa de teste

- Análise das fases críticas do processo de produção

- Parâmetros críticos do processo

- Tipo de plano de teste (onde, quando e quantas amostras)

- Critérios de elegibilidade

- Pedido de revalidação

- Pessoas responsáveis pela realização da validação

O lote válido do produto é liberado para venda, se fornecido:

1. O produto cumpre todas as especificações pré-estabelecidas (controlo do processo, produto intermédio, produto acabado).

2. Os produtos são produzidos de acordo com uma fórmula e um processo definidos.

3. Não há indícios de desvio.

4. A revisão dos registos de produção dos lotes, relatórios analíticos, relatórios de validação, condições ambientais não revelam qualquer desvio em relação às normas definidas.

5. Os lotes são armazenados para estudos de estabilidade e já decorreram pelo menos 3 meses desde os estudos de estabilidade acelerada - os dados são satisfatórios.

Gestão de resíduos

Os resíduos e a avaliação do risco de poluição, a disposição de materiais e produtos químicos nocivos devem ser documentados. É necessária a implementação de um plano escrito para a redução de resíduos e o deslocamento adequado para fora da instalação. Os resíduos devem ser mantidos de forma a não contaminarem o crescimento e o ambiente da cannabis. Se os resíduos forem recolhidos em sacos, devem ser armazenados em contentores com possibilidade de bloqueio e armazenados imediatamente.

Os materiais residuais do processo de produção são eliminados de acordo com o Procedimento de registo e eliminação de resíduos médicos, de acordo com a Lei de Estupefacientes.

Processamento primário do produto final GMP - Flos de cannabis 100g in-bulk em sacos de alumínio

O tratamento primário de materiais médicos crus de plantas de canábis inclui lavagem, aparagem, congelação, secagem, cura, etc. e devem cumprir a regulamentação regional e/ou nacional e devem ser implementados o mais rapidamente possível após a colheita. Após a chegada das plantas medicinais/substâncias medicinais de canábis recolhidas nas instalações de processamento, devem ser imediatamente descarregadas e desempacotadas. Recomenda-se fazer uma secagem uniforme das plantas medicinais/ substâncias medicinais de canábis e assim evitar a criação de bolor. As condições de secagem, tais como temperatura, duração, circulação de ar, etc., devem ser selectivas devido à natureza dos princípios activos e registadas em pormenor. Todos os materiais devem ser verificados a fim de obter o produto de qualidade padrão.

Recomendações especiais para a produção de flos de Cannabis *utilizados para a obtenção de uma substância herbácea estandardizada*

Se *os flos de cannabis* se destinarem à medicina herbal normalizada, a cannabis deve ser cultivada em condições tão normalizadas que o conteúdo dos componentes activos seja constante. O conteúdo dos principais canabinóides, que incluem Δ-9-tetrahydrocannabinol (Δ-9-THC) e canabidiol (CBD), deve ser determinado quantitativamente. Durante a secagem, devem ser padronizados pelo menos os seguintes parâmetros: humidade atmosférica, temperatura, ventilação e tempo de secagem.

Embalagem

Os flos de canábis para uso médico devem ser embalados em sacos e/ou caixas limpos e secos, de preferência novos, feitos de alumínio com rótulos transparentes, fixos permanentemente e feitos de material não tóxico. A informação deve estar em conformidade com os regulamentos regionais e/ou nacionais de etiquetagem. Os materiais de embalagem anteriormente utilizados e destinados a reutilização devem estar limpos e secos para evitar contaminação durante a reutilização.

Armazenamento e distribuição

Os flos de Cannabis secos e embalados, devem ser armazenados em áreas secas e bem ventiladas, nas quais as temperaturas diárias são controladas e têm um bom fluxo de ar. Os produtos frescos devem ser armazenados a uma temperatura de 1-5 °C, enquanto que os produtos congelados devem ser armazenados abaixo de -18 °C (ou abaixo de -20 °C quando destinados a armazenamento a longo prazo). Neste caso de transporte a granel, é importante proporcionar condições secas e reduzir o risco de produção de bolor ou fermentação e recomenda-se a utilização de contentores de transporte abertos com fluxo de ar suficiente. Para a fumigação dos armazéns, só podem ser utilizadas substâncias permitidas pelas disposições regionais e/ou nacionais.

Os transportes utilizados para transportar materiais de plantas medicinais do local de produção para a armazenagem para processamento devem ser limpos entre cargas.

Sempre que necessário e na medida do possível, os materiais vegetais medicinais frescos devem ser armazenados a temperaturas baixas adequadas, idealmente a 2 a 8°C; os produtos congelados devem ser armazenados a temperaturas inferiores a -20°C.

A fumigação de pragas só deve ser realizada quando necessário e deve ser realizada por pessoal licenciado ou treinado. Só devem ser utilizados agentes químicos registados autorizados pelas autoridades reguladoras do país de origem e dos países de utilização final. Todos os desinfectantes, agentes desinfectantes e datas de aplicação devem ser documentados. Quando se utiliza vapor congelado ou saturado para controlo de pragas, o teor de humidade dos materiais deve ser verificado após o tratamento.

Armazenamento mais seguro do material

As instalações em que a cannabis é cultivada, processada, embalada e armazenada devem ser bem seguras. Isto significa que deve haver segurança física, controlo e acesso aprovado na instalação apenas a pessoas autorizadas. Os empregados envolvidos no processo de armazenamento de cannabis devem ser autorizados pelo empregador a realizar essa actividade.

Consideração do produto - investigação

O fabricante tem um sistema de rastreabilidade documentado, um plano de retirada, um teste de retirada, e um procedimento padrão para a gestão de reclamações e o registo das mesmas.

Procedimentos de reclamação e instruções

Os PON para tratamento de reclamações descrevem os seguintes itens:

- Recepção da queixa e sua avaliação, natureza da queixa e detalhes do requerente.

- As queixas são classificadas pela Unidade de GQ de acordo com a norma de classificação. Se o tipo de queixa precisar de ser redefinido no processo de controlo ou transferido para outro processo de investigação, é necessária a aprovação de GQ.

- Classificação: reivindicações médicas, reivindicações de qualidade, reivindicações de contrafacção questionáveis, e outras.

- Registar a informação disponível sobre o produto sob a queixa, o número do lote e os detalhes que estão a ser avaliados e confirmados.

- Comparação do produto anunciado com a amostra retida do produto, com análise paralela num laboratório de CQ.

- Revisão dos registos dos lotes para detalhes de produção e embalagem, juntamente com o certificado de qualidade inicial.

- Identificar as razões da queixa e preparar um relatório para informar o departamento de marketing.

- Tomar medidas correctivas de acordo com a natureza da queixa.

- Registar completamente as investigações e actividades empreendidas no processo de reclamação mantido no departamento de GQ.

- As queixas do mercado são recebidas pelo gestor de GQ e depois registadas de acordo com o procedimento baseado no SOP.

Manuseamento de materiais e produtos rejeitados

Os procedimentos de controlo de produtos não conformes são desenvolvidos e aprovados, abrangendo matérias-primas, materiais de embalagem, produtos intermédios, produtos semi-acabados e produtos acabados.

Se qualquer matéria-prima, produto intermédio ou produto acabado for inadequado, é separado numa parte separada no espaço do armazém e marcado com uma assinatura apropriada. É então comunicado ao Gestor de Garantia de Qualidade, que está a investigar o problema.

A questão diz respeito à equipa de acção técnica da empresa.

A acção correctiva pode ser:

(1) Rejeição ou

(2) Processamento para o cumprimento das especificações.

A assistência do departamento de formulação e desenvolvimento é necessária para fornecer um procedimento de processamento. Os lotes estão a ser retrabalhados e retidos até que os estudos sobre a estabilidade dos lotes tenham sido realizados.

Os detalhes dos produtos não conformes e das medidas correctivas tomadas são registados e são mantidos registos precisos.

BPL - Controlo de qualidade - Testes laboratoriais.

Todos os testes laboratoriais devem ser realizados em laboratórios acreditados de acordo com a norma ISO 17025 ou por autoridades nacionais autorizadas. Todos os resultados laboratoriais devem ser mantidos durante pelo menos 2 anos. Cada lote deve ser analisado. De acordo com a especificação, o aspecto é acastanhado - flores agrupadas verdes de 1,5-3 cm com odor característico, microscopicamente corresponde a uma monografia microscópica principalmente com tracoma, identificação de ingredientes activos: THC, CBD, CBN, pesticidas - GC+LC, testes microbiológicos, número total de microrganismos, bolores e leveduras, *Escherichia.Coli, Streptococcus aureus, Salmonella, Pseudomonas*, Pb, Hg, As, Ni, Zn., Aflatoxin-B1, Total -Aflatoxinas (B1, B2, G1, G2).

O controlo de qualidade abrange a parte que se refere à amostragem, preparação das especificações, testes, bem como a organização, documentação e prescrição de procedimentos de teste, o que assegura a implementação de todos os processos necessários para testar a qualidade das substâncias iniciadoras e dos medicamentos acabados. antes da sua utilização, ou seja, a colocação no mercado.

- Actividades no Sector do Controlo de Qualidade

O laboratório de controlo dispõe de espaço adequado, equipamento, pessoal profissionalmente formado e procedimentos aprovados para o dimensionamento, testes e análise de matérias-primas, material de embalagem (intermédio), produtos intermédios, produtos a granel e produtos acabados, bem como para a monitorização das condições ambientais de acordo com os requisitos das Boas Práticas de fabrico. As actividades que têm lugar no laboratório de controlo são:

- fornecimento de matérias-primas, material de embalagem, produtos intermédios, produtos semi-acabados e produtos acabados

- preparação de especificações para matérias-primas, material de embalagem (intermédio), produtos intermédios, produtos semi-acabados e produtos acabados

- validação de métodos de teste analíticos

- análise de materiais de entrada, produtos semi-acabados e produtos acabados

- manutenção de registos (manual e electrónico)

- aprovação ou rejeição de materiais de entrada e produtos semi-acabados caso não cumpram a especificação de qualidade

- aprovação para a colocação no mercado de um produto acabado

- preparação de estudos de estabilidade e

- controlo da estabilidade

Auto-inspeção

O controlo interno abrange todas as actividades dentro e fora da instalação que possam ter impacto na qualidade do produto e no grau de conformidade com os requisitos das normas de BPF, regulamentos legais e outros regulamentos relativos aos fabricantes de medicamentos. As áreas de inspecção são áreas fornecidas pelas normas de BPF, ou seja, pessoal, instalações, equipamento, documentação, produção, controlo de qualidade, distribuição de produtos, recuperação e retirada de produtos, bem como revisão com produtores e fornecedores de matérias-primas e fornecedores de embalagens.

A inspecção interna é realizada de acordo com o plano anual de inspecção interna e, excepcionalmente, pode ser feita a pedido do Gestor.

Os resultados da inspecção interna são apresentados nos relatórios de inspecção interna. Os relatórios de inspecção incluem propostas de medidas correctivas, prazos e pessoas responsáveis, verificadas pelo inspector interno, e submetidas ao Gestor da Empresa. O relatório é enviado o mais tardar 20 dias após a inspecção e é um documento estritamente confidencial com circulação estritamente limitada.

O inspector interno é obrigado a apresentar um relatório anual sobre o trabalho da inspecção interna, que contém dados sobre a frequência da auto-inspecção, bem como uma proposta de medidas correctivas e de actividades propostas para melhoria.

O inspector interno acompanha o progresso das actividades devido à implementação de medidas correctivas.

Abordagem diferente da aplicação de GACP e GMP na produção de *flos de Cannabis*

Boas Práticas Agrícolas e Práticas de Recolha (GACP) referem-se ao cultivo e recolha de plantas medicinais, incluindo certas actividades pós-colheita. Os principais objectivos destas directrizes são: contribuição para a garantia de qualidade dos materiais de plantas medicinais de canábis utilizados como fonte de medicamentos à base de plantas medicinais com vista a melhorar a qualidade, segurança e eficácia dos produtos acabados à base de plantas medicinais, formulação de directrizes e monografias nacionais e/ou regionais do GACP para plantas medicinais de canábis e procedimentos operacionais relacionados, encorajando e apoiando o cultivo sustentável e a recolha de plantas medicinais de canábis de boa qualidade, protegendo simultaneamente as plantas medicinais e o ambiente em geral.

GMP é uma parte integrante do sistema de gestão da qualidade (QMS) da organização. É concebido para minimizar os riscos envolvidos em todas as etapas do processo de produção. Uma implementação bem sucedida garantirá a eficácia, precisão e consistência do produto acabado ao longo do tempo. Embora a BPF inclua testes finais de produtos em laboratórios de controlo de qualidade certificados, estes são insuficientes. As BPF destinam-se a ser implementadas ao longo de todo o processo do ciclo de vida, desde as fontes de matérias-primas e o exame das qualificações dos fornecedores externos, até à obtenção de um produto final com um prazo de validade aprovado. Deve ser incorporado em cada lote de produto ao longo de todas as fases do processo de produção. As BPF cobrem efectivamente todos os aspectos do processo de produção. Estas directrizes fornecem requisitos mínimos que o fabricante deve cumprir para garantir que os produtos são de alta qualidade e não representam um risco para o consumidor. As directrizes tornam-se geralmente a base para a regulamentação dessa indústria.

O API é o ingrediente activo que é o material de partida para o processo de fabrico do produto acabado. Para cannabis medicinal, o IFA pode ser um componente activo extraído e purificado da planta de cannabis (por exemplo, um canabinóide) ou um extracto de partes especificadas da planta de cannabis ou partes especificadas em pó da planta de cannabis (TGA Health Department, 2008).

De acordo com a Directriz GMP, *os flos de cannabis* para uso medicinal 100 g, in-bulk, embalados em sacos de alumínio, destinam-se a ser Ingrediente Farmacêutico Activo (API) que é o material de base para o processo de fabrico dos extractos de cannabis para uso medicinal. A produção de API deve estar de acordo com a Parte II da Directriz PIC/S, que fornece etapas de processo onde se espera que a GMP seja mais aplicada. A implementação de BPF na indústria da cannabis é relevante para: processamento primário, materiais, métodos, instalações, equipamento, pessoal, controlos, fabrico, embalagem, armazenamento, documentação e transporte.

Para além do potencial médico clinicamente comprovado, as preparações de cannabis diferem significativamente da maioria dos produtos farmacêuticos convencionais porque a toxicidade dos produtos fabricados é muito baixa. As normas GMP devem ser implementadas na indústria da cannabis. A cannabis é considerada um medicamento e deve, portanto, cumprir os mesmos regulamentos que regem a indústria farmacêutica, sendo a certificação GMP/GACP uma delas. Se não for implementada, esta pode ser a razão de uma venda perdida, ou seja, uma forma de distinguir o fornecimento de um produto fabricado de acordo com as normas GMP/GACP e de ser colocado no mercado como superior aos derivados de cannabis não produzidos com BPF.

(Quadro 1:

https://www.google.com/search?q=Bom+Agrícola+e+Selvagem+Colecção+Prática+(GACP)+de+Medicin al+Plantas+na+Europa+Johannes+Novak+e+Renato+Iguera+- +Europeu+Herb+Culturas+Associação+(EUROPAM)%2C+c%2Fo+Instituto+para+Animal+Nutrição+e +Funcional+Planta+Compostos%2C+Veterinaerplatz+1%2C+A- 1210+Vien%2C+Áustria+%5B7%5D.&rlz=1C1PRFE_enMK698MK700&oq=Good+Agricultural+and+Wi ld+Collection+Practice+(GACP)+of+Medicinal+Plants+in+Europe+Johannes+Novak+and+Renato+Igue ra+- +Europeu+Herb+Culturas+Associação+(EUROPAM)%2C+c%2Fo+Instituto+para+Animal+Nutrição+e +Funcional+Planta+Compostos%2C+Veterinaerplatz+1%2C+A- 1210+Vien%2C+Áustria+%5B7%5D.&aqs=cromo.0.69i59.2077j0j7&sourceid=chrome&ie=UTF-8)

Processamento primário, secagem e corte de canábis para uso médico

As secções anteriores examinaram os vários requisitos de GACP e GMP, mas para estar pronto para as normas GMP, o processamento primário de Cannabis como secagem, aparagem, embalagem e armazenamento de *flos de Cannabis* 100 g, em sacos de alumínio, os cinco aspectos seguintes devem ser completados:

Instalações - As BPF exigem que as condições de produção farmacêutica e/ou alimentar sejam concebidas e construídas de forma a assegurar a limpeza e evitar a contaminação. As instalações devem ser concebidas de modo a proporcionar espaço de trabalho e de armazenamento adequado para permitir o desempenho satisfatório de todas as operações; para facilitar o funcionamento eficiente e higiénico com um fluxo regulado de matérias-primas de plantas medicinais, materiais de plantas medicinais processadas, pessoal e materiais de embalagem durante o processamento; para permitir o controlo adequado da temperatura e humidade; para permitir o isolamento de instalações para processos que possam causar contaminação cruzada, especialmente para o isolamento de áreas sujas de áreas limpas; para permitir o controlo de acesso a diferentes partes, quando apropriado; para permitir uma limpeza fácil e adequada e uma monitorização adequada da higiene; para evitar a entrada de poluentes ambientais, tais como fumo, poeira, etc.; para impedir a entrada e reprodução de pragas; e para impedir a entrada de luz solar directa em certas áreas médicas para o manuseamento de material vegetal. O espaço e a localização das instalações é desejável para permitir o movimento horizontal de materiais, pessoal e operações. As salas devem ser separadas com paredes de tijolo revestidas com revestimentos de PVC com uma superfície lisa ideal, sem poros, com vedações fechadas com silicone sanitário, impermeável, resistente a detergentes e outros químicos, mecanicamente resistente e muito fácil de manter. As paredes devem ter cantos arredondados, sem arestas vivas. Os ângulos formados entre o tecto e a parede e entre a parede e o chão devem ter uma forma curva. Todos os materiais incorporados nas instalações de produção (para paredes, pavimentos, tectos, luzes) são seleccionados de acordo com os seguintes critérios: não libertar partículas, limpeza fácil e eficiente, não porosa, lisa, sem fendas e poros, mecanicamente sólida e resistente, estável, não estimular e não ser adequada ao crescimento de microrganismos, impermeável e resistente a agentes de limpeza e químicos, com propriedades antiestáticas. As janelas e outras aberturas devem ser construídas de modo a evitar a acumulação de sujidade, e as que abrem devem ser equipadas com telas de insectos. As portas devem ser lisas, superfícies não absorventes e, quando apropriado, devem estar no mesmo plano que as paredes. Roupeiros, salas de jantar e sanitários devem estar completamente separados e não devem ser abertos directamente para superfícies destinadas ao manuseamento de plantas medicinais. Os sanitários devem ser ventilados e, quando apropriado, aquecidos. Sempre que o processo exigir, devem ser previstas instalações adequadas e confortáveis para a lavagem das mãos e instalações de secagem higiénica (Governo do Canadá, 2015).

O *equipamento* utilizado para o fabrico, embalagem, rotulagem ou controlo de substâncias herbais e produtos de canábis para uso médico deve ser concebido, construído, mantido, operado e adaptado de modo a permitir uma limpeza eficaz de todas as superfícies; para evitar a contaminação da droga; e trabalhar de acordo com o objectivo (diários de bordo para uso, manutenção e limpeza). O Programa de Sanitização do Equipamento inclui SOPs para a limpeza do equipamento. Devem ser identificadas as áreas críticas que são mais difíceis de limpar. Os procedimentos de limpeza do equipamento devem ser validados. A contaminação microbiológica deve ser evitada, em vez de ser removida. Idealmente, uma organização terá como objectivo estabelecer procedimentos operacionais padrão simples, implementados por pessoal com formação e experiência. O equipamento para produção, embalagem, rotulagem ou análise de lotes de substâncias herbais e produtos de canábis para uso médico deve ser concebido, construído, mantido, operado e localizado de forma a permitir uma limpeza eficaz das suas superfícies; evita a contaminação da droga e a adição de material externo à droga; e permite que funcione de acordo com a sua finalidade. A manutenção e registos regulares são essenciais.

O pessoal de acordo com os seus deveres e responsabilidades deve ter uma formação técnica, académica e semelhante adequada, e ser competente, no interesse da saúde do consumidor ou do comprador. A direcção é responsável pelo fornecimento de recursos adequados (materiais, pessoal, instalações e equipamento). Deve controlar e melhorar constantemente a eficácia do sistema de qualidade farmacêutica. É essencial, pessoal qualificado para supervisionar a produção de substâncias herbais e produtos à base de cannabis para uso médico. Estas operações são de natureza muito técnica e exigem uma atenção constante ao pormenor e um elevado grau de competência dos empregados. Idealmente, uma organização terá como objectivo estabelecer procedimentos operacionais padrão simples implementados por pessoal com formação e experiência.

Saneamento como parte da conformidade GMP. O saneamento na produção de medicamentos de canábis ajuda a garantir que os produtos são seguros para consumo. O programa de saneamento escrito fornece alguma garantia de que os níveis de limpeza da planta são mantidos e de que as disposições regulamentares relevantes são cumpridas. Os procedimentos de limpeza são validados. A contaminação microbiológica deve ser evitada, em vez de ser removida. Deve haver um programa de saneamento escrito (requisitos de limpeza aplicáveis a todas as áreas de produtos, requisitos de limpeza, intervalos de limpeza, agentes de limpeza, responsabilidades, validação da limpeza) que deve ser realizado sob a supervisão de pessoal qualificado.

Directrizes de validação da limpeza - O objectivo da validação da limpeza é verificar a eficácia do procedimento de limpeza para remover resíduos de produtos, produtos de degradação, conservantes, auxiliares e/ou agentes de limpeza, bem como o controlo de potenciais contaminantes microbianos. Além disso, deve ser assegurado que não existe risco associado à contaminação cruzada dos ingredientes activos. A validação para a limpeza do equipamento pode ser efectuada simultaneamente com as fases reais de produção, durante o desenvolvimento do processo e/ou produção clínica e deve ser continuada através de uma produção comercial completa. A validação dos processos de limpeza deve basear-se no pior cenário possível e pelo menos três (3) cargas de limpeza consecutivas devem ser efectuadas e provadas com sucesso, a fim de provar que o método foi validado. Os procedimentos de limpeza detalhados devem ser documentados nos Procedimentos Operacionais Normalizados (SOPs). É necessário um protocolo de verificação de limpeza para definir como o processo de limpeza será verificado, incluindo procedimentos de limpeza detalhados para cada produto, cada sistema de produção, ou cada peça de equipamento. Quando são necessários procedimentos de limpeza mais complexos, é importante documentar as etapas críticas de limpeza. Nesse sentido, deve estar disponível documentação específica para o próprio equipamento, que inclua informação sobre quem o limpou, quando a limpeza é feita, o produto previamente processado no equipamento que está a ser limpo. No entanto, para operações de limpeza relativamente simples, a documentação para todo o processo de limpeza pode ser suficiente. Os prazos para o armazenamento do equipamento não limpo devem ser estabelecidos antes do início da limpeza, bem como os limites de tempo e as condições para manter o equipamento limpo.

Há dois tipos comuns de amostragem que são considerados aceitáveis, a colheita directa a partir de superfícies (método de esfregaço) e a amostragem indirecta (utilização de soluções de enxaguamento).

Amostragem directa - Os locais mais difíceis de limpar, e que estão razoavelmente disponíveis, podem ser avaliados por um método de amostragem directa, levando ao nível de contaminação ou resíduo numa determinada superfície

Amostras de enxaguamento - para amostras de grande superfície e sistemas inacessíveis ou que não possam ser desmontados rotineiramente. No entanto, deve ser considerado o facto de que o resíduo ou poluente pode ser insolúvel ou pode estar fisicamente coberto no equipamento. Quando são utilizados detergentes no processo de limpeza, a sua composição deve ser conhecida do utilizador e a sua remoção deve ser demonstrada.

Deve ser determinada a adequação do material utilizado para a amostragem e o meio de amostragem. A selecção do material de amostragem pode afectar a exactidão da amostra. É importante assegurar que o meio de amostragem e o solvente (utilizado para extrair do meio) são satisfatórios e podem ser facilmente utilizados.

A documentação deve fornecer rastreabilidade em todos os processos e procedimentos que possam afectar a qualidade do produto. Os registos de manutenção e limpeza devem ser preenchidos. As condições de secagem, os processos de rotulagem, embalagem, entrega de lotes, armazenamento, bem como os planos e relatórios anuais para a manutenção e calibração do equipamento utilizado no processo de produção, devem ser documentados. Os controlos internos de todos os registos devem ser efectuados uma vez por ano. Os resultados das inspecções internas devem ser documentados num relatório de auditoria interna (cópias de todos os documentos, relatórios de auditoria, relatórios de análise, etc.) e devem ser conservados durante pelo menos 5 anos. A certificação BPF para a produção de cannabis e preparações de cannabis é feita através de uma autoridade reguladora autorizada (a Agência Nacional de Medicamentos e Dispositivos Médicos).

Conclusão

Os requisitos básicos do programa GMP podem ser resumidos como se segue:

- Os processos de produção são claramente definidos e controlados para assegurar a consistência e o cumprimento das especificações e procedimentos aprovados;
- Validação das etapas críticas nos processos de produção e alterações significativas no processo;
- As instruções e procedimentos de trabalho devem ser escritos de forma clara e facilmente compreensível;
- Fornecer todos os elementos chave necessários para as BPF, incluindo pessoal qualificado e treinado, instalações e espaço apropriados, equipamento e serviços apropriados, materiais adequados, contentores e etiquetas, procedimentos e instruções aprovados, armazenamento e transporte apropriados (Mobius Trimmer, 2019).

Referências

Governo do Canadá, 2015. Boas Práticas de Fabrico. Available em:
https://www.canada.ca/en/health-canada/services/drugs-health-products/ compliance-enforcement/good-manufacturing-practices.html (Último acesso: 15 de Março de 2019).

EudraLex, 2009. The Rules Governing Medicinal Products in the European Union Volume 4: EU Guidelines for Good Manufacturing Practice. Medicamentos para Uso Humano e Veterinário Anexo 7: Fabricação de Medicamentos à Base de Ervas Medicinais. Disponível em: https://ec.europa.eu/health/documents/eudralex/vol-4_en.

European Medicines Agency Evaluation of Medicines for Human Use, 2006. Directriz sobre boas práticas agrícolas e de recolha de materiais de base de origem vegetal. Disponível em: https://www.ema.europa.eu/en/documents/scientific-guideline/guideline-good-agricultural-collection-practice-gacp-starting-materials-herbal-origin_en.pdf (Último acesso: 20 de Março de 2019).

Ministério da Saúde, do Trabalho e do Bem-Estar Social Ed. Yakuji Nippo, 1992-2001. Cultivo de plantas medicinais e controlo de qualidade Vol. 1-10.

Mobius Trimmer, 2019. O guia final do fluxo de trabalho de canábis com certificação AGMP. Disponível em: https://www.mobiustrimmer.com/gmp-certified-cannabis-trimming/ (Último acesso: 20 de Março de 2019).

Johannes, N., Renato, I., 2019. Boas Práticas Agrícolas e de Recolha Selvagem (GACP) de Plantas Medicinais na Europa. Disponível em:

http://doclinika.ru/wp-content/uploads/2015/10/Novak.pdf (Último acesso em 20 de Fevereiro de 2019).

Departamento de Saúde da TGA, 2008. Orientações sobre a conformidade com as BPF para o fabrico de cannabis medicinal para fornecimento ao abrigo das disposições de "acesso aprovado" 13, 2-11.

Organização Mundial de Saúde, 2003. Good Manufacturing Practices for pharmaceutical products: main principles, in: Comité de Peritos em Especificações para Preparações Farmacêuticas da OMS, trigésimo sétimo relatório, Anexo 4, No. 908. Disponível em: https://gmpua.com/World/WHO/Annex4/trs908-4.pdf.

Organização Mundial de Saúde, 1996. Boas práticas de fabrico: directrizes suplementares para o fabrico de medicamentos à base de plantas, in: Comité de Peritos da OMS sobre Especificações para Preparações Farmacêuticas, trigésimo quarto relatório, Anexo 8 No. 863. Disponível em: http://digicollection.org/hss/fr/d/Js5516e/18.html#Js5516e.18.

Organização Mundial de Saúde, 1998. Métodos de controlo de qualidade de materiais de plantas medicinais. Disponível em: https://apps.who.int/iris/handle/10665/41986.

Organização Mundial de Saúde, 1996. Directrizes da OMS sobre boas práticas agrícolas e de recolha (GACP) de plantas medicinais. Disponível em: https://apps.who.int/iris/bitstream/handle/10665/42783/9241546271.pdf?sequence=1.

Organização Mundial de Saúde, 1996. Guidelines for the assessment of herbal medicines, in: Comité de Peritos em Especificações para Preparações Farmacêuticas da OMS. trigésimo quarto relatório,

Anexo 11 No. 863. Disponível em:
http://digicollection.org/hss/en/d/Jh2984e/.

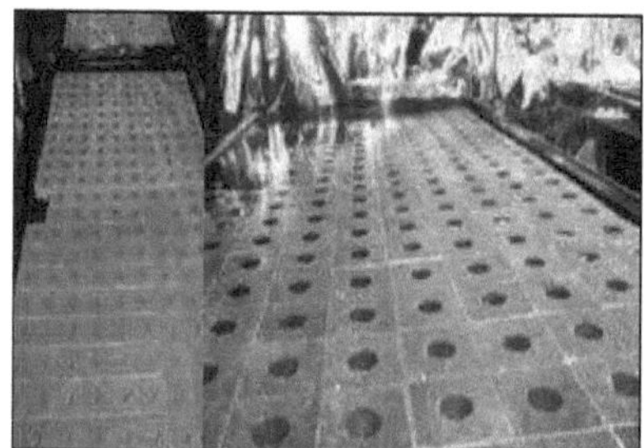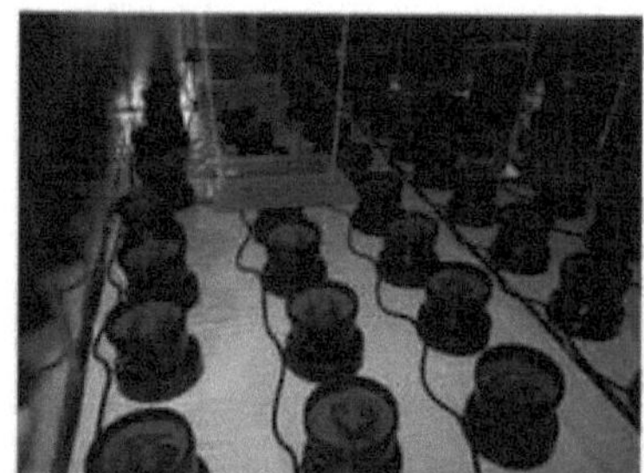

Fig. 1. Cultivo de canábis para uso medicinal na porta.

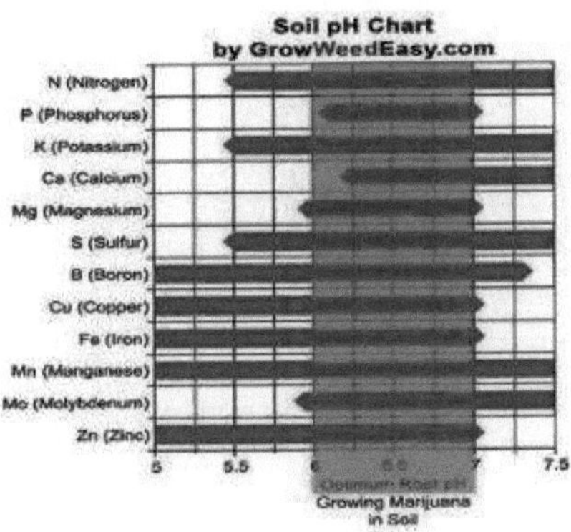

Fig. 2. Fertilização e pH do solo - factores essenciais para o cultivo de canábis para uso medicinal.

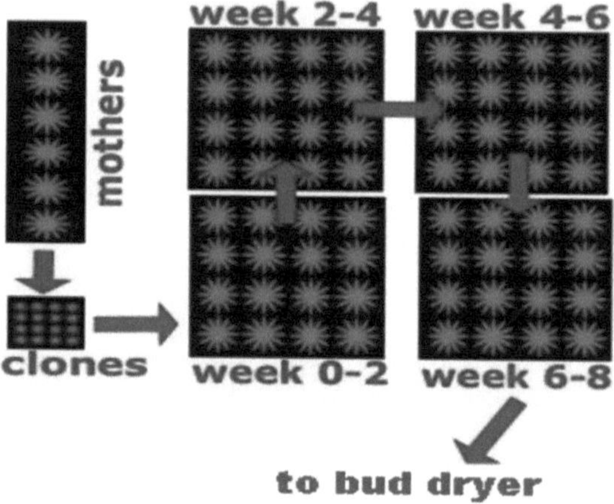

Fig. 3. Fases do cultivo vegetativo da cannabis para uso medicinal.

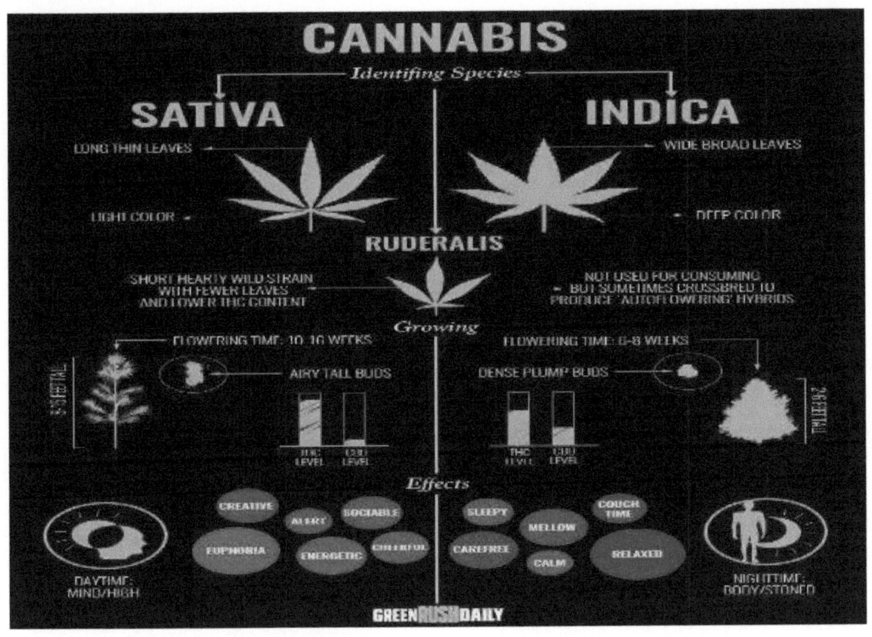

Fig. 4. Diferentes espécies de cannabis para uso medicinal .

Tabela. 1

*https://www.google.com/search?q=Bom+Agrícola+e+Selvagem+Colecção+Prática+(GA
CP)+de+Medicinal+Plantas+na+Europa+Johannes+Novak+e+Renato+Iguera+-
+Europeu+Herb+Culturas+Associação+(EUROPAM)%2C+c%2Fo+Instituto+para+Ani
mal+Nutrição+e+Funcional+Planta+Compostos%2C+Veterinaerplatz+1%2C+A-
1210+Vien%2C+Áustria+%5B7%5D.&rlz=1C1PRFE_enMK698MK700&oq=Good+Agri
cultural+and+Wild+Collection+Practice+(GACP)+of+Medicinal+Plants+in+Europe+Jo
hannes+Novak+and+Renato+Iguera+-
+Europeu+Herb+Culturas+Associação+(EUROPAM)%2C+c%2Fo+Instituto+para+Ani
mal+Nutrição+e+Funcional+Planta+Compostos%2C+Veterinaerplatz+1%2C+A-
1210+Vien%2C+Áustria+%5B7%5D.&aqs=cromo.0.69i59.2077j0j7&sourceid=chrome&i
e=UTF-8*

	GACP	Parte II do Guia de BPF	Parte I do Guia GMP
Plantio e colheita de plantas	▓		
Corte e secagem das plantas *	▓	▓	▓
Expressão e destilação de plantas **		▓	▓
Moagem, extracção, fraccionamento, purificação ou fermentação de substâncias herbais		▓	▓
Processamento posterior sob forma de dosagem, incluindo a embalagem, como um medicamento à base de plantas			▓

** Os fabricantes devem garantir que estas etapas são executadas de acordo com a Licença de cultivo e processamento de plantas medicinais/substâncias medicinais de canábis. Se estas etapas forem executadas em conformidade com a Licença para o cultivo e processamento de plantas medicinais/ substâncias de canábis, aplica-se o GACP.*

GMP é aplicável ao corte e secagem de plantas medicinais de canábis, em todas as etapas subsequentes até à obtenção de remédios à base de plantas e remédios à base de plantas.

*** No que respeita à expressão e destilação de plantas, se for necessário que estas actividades façam parte integrante da colheita para manter a qualidade do produto dentro das especificações aprovadas, é aceitável que sejam realizadas no local, desde que sejam cultivadas em conformidade com o GACP. Estas circunstâncias devem ser consideradas excepcionais e justificadas nos documentos relevantes de autorização/registo do mercado. Para actividades de campo, deve ser fornecida documentação adequada, controlo e validação de acordo com os princípios das BPF. Os reguladores podem efectuar verificações de BPF nestas actividades, a fim de avaliar a conformidade.*

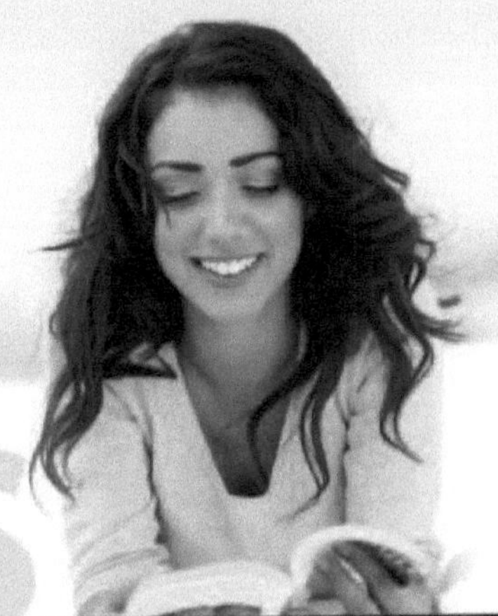

yes
I want morebooks!

Buy your books fast and straightforward online - at one of world's fastest growing online book stores! Environmentally sound due to Print-on-Demand technologies.

Buy your books online at
www.morebooks.shop

Compre os seus livros mais rápido e diretamente na internet, em uma das livrarias on-line com o maior crescimento no mundo! Produção que protege o meio ambiente através das tecnologias de impressão sob demanda.

Compre os seus livros on-line em
www.morebooks.shop

KS OmniScriptum Publishing
Brivibas gatve 197
LV-1039 Riga, Latvia
Telefax: +371 686 204 55

info@omniscriptum.com
www.omniscriptum.com

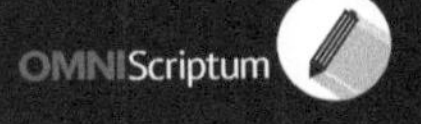

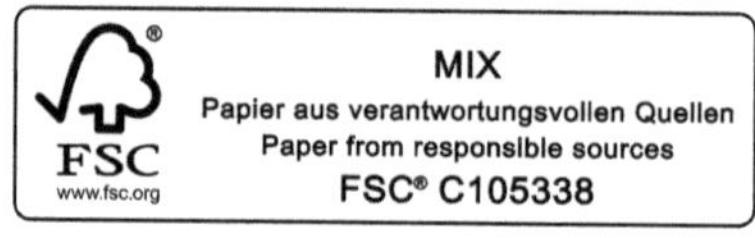

Printed by Books on Demand GmbH, Norderstedt / Germany